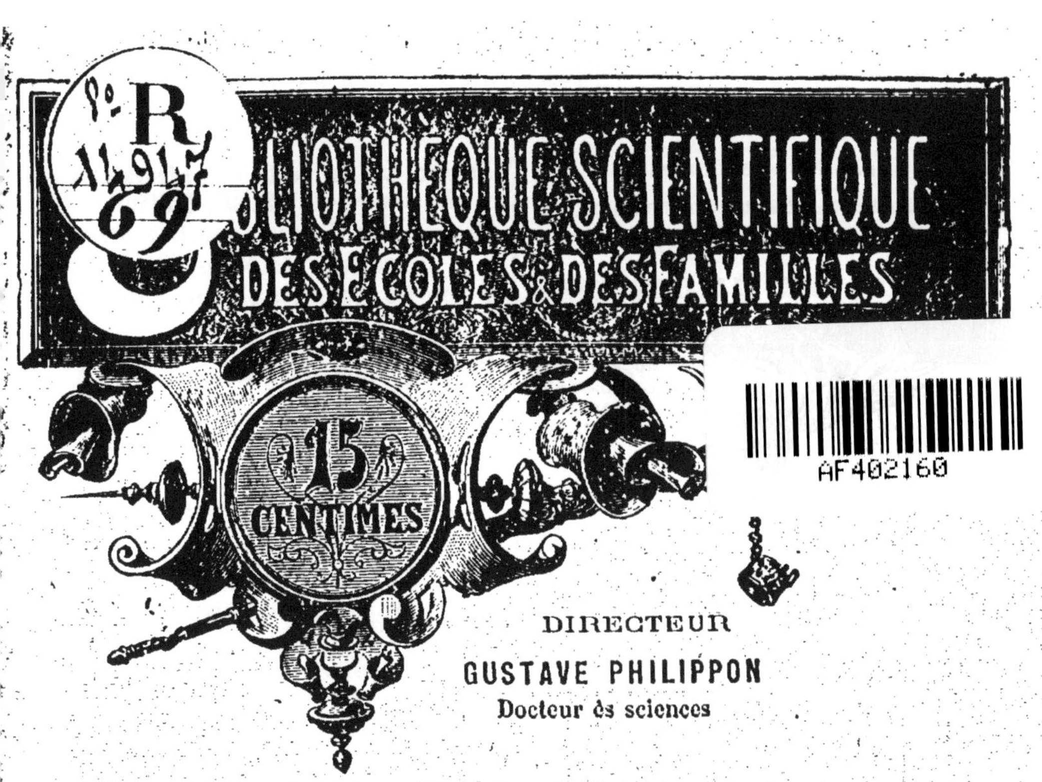

La Peste

Histoire et Traitement

PAR

Le Docteur LAUMONIER

Henri GAUTIER, éditeur, 55 Quai des Gds Augustins, PARIS

N° 69 | Il paraît un volume tous les quinze jours

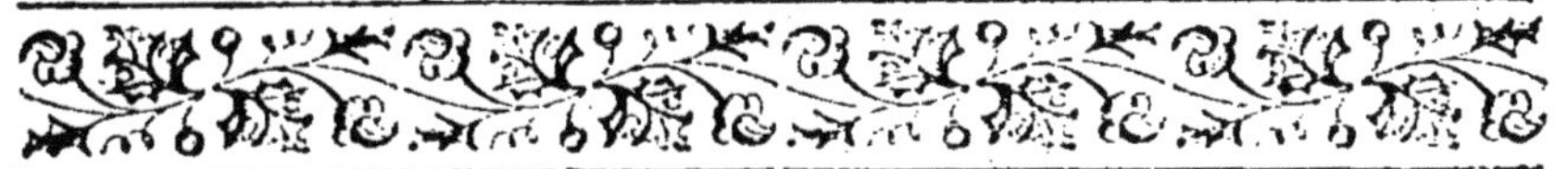

LA PESTE

HISTOIRE ET TRAITEMENT

PAR LE DOCTEUR LAUMONIER

De toutes les maladies, la peste est incontestablement celle qui a le plus profondément frappé l'imagination des hommes; et l'extension rapide, la gravité des ravages qu'elle a exercés jadis justifient cette universelle frayeur, que la découverte toute contemporaine de sa cause, de son traitement et de sa prophylaxie (1) n'a pas encore entièrement calmé.

A l'heure actuelle où, par la criminelle incurie de l'Angleterre, la peste semble à nouveau menacer l'Europe et aussi la France d'une invasion prochaine, il est intéressant de résumer ce que l'on sait de cette redoutable maladie. Avec l'imminence du péril, chacun d'ailleurs prend goût à ce genre d'étude, et il importe, au surplus, si le danger devient plus pressant, que tout le monde connaisse l'ennemi et les moyens dont on dispose actuellement pour le combattre et en triompher.

C'est avec la pensée de répondre à cet objectif que nous avons écrit ce petit travail, où nous examinons successivement l'histoire et la distribution géographique de la peste, ses symptômes et sa nature, et enfin son traitement et les mesures qu'il convient de prendre pour en empêcher la propagation.

---

1. *Prophylaxie*, partie de la médecine qui traite des moyens propres à s'opposer à l'éclosion et à la propagation des maladies.

I

HISTOIRE DE LA PESTE

On a admis pendant longtemps que le delta du Nil avait été le berceau de la peste, comme le delta du Gange celui du choléra et le delta du Mississipi celui de la fièvre jaune. Mais cette opinion est incertaine. Tout ce qu'on peut dire, c'est que, suivant des traditions fort obscures, une terrible épidémie dépeupla l'Égypte, dès les premières dynasties, et étendit ensuite ses ravages sur le pourtour oriental de la Méditerranée.

La peste d'Athènes est la plus ancienne dont l'histoire nous ait conservé le souvenir. Elle éclata en 430 avant J.-C. dans le Péloponèse, transmise aux Grecs par l'armée d'Artaxercès-Longue-Main, qui l'avait elle-même contractée sur l'Euphrate et en Égypte. Thucydide nous a laissé la description de cette épidémie, qui se promena dans l'Attique pendant trois ans. Périclès, on le sait, fut une de ses premières victimes.

Cinquante ans plus tard (395 avant J.-C.), la peste reparut en Sicile, parmi les Carthaginois qui faisaient le siège de Syracuse. Mais cette épidémie, dont le récit nous a été rétrospectivement transmis par Diodore de Sicile, semble ne pas avoir exercé d'aussi grands ravages que celle qui l'avait précédée. Il n'en fut pas de même de la peste qui sévit, 125 ans après J.-C., sur les côtes septentrionales de l'Afrique, et qui est connue sous le nom de *peste d'Orosius*. La *peste antonine* survint quelques années plus tard, en 166; elle fut apportée à Rome par une armée romaine revenant de Syrie et fit de véritables hécatombes parmi la population. Marc-Aurèle en mourut; elle dura près de quinze ans, avec des alternatives, et gagna la Gaule et les bords du Rhin. En 251, nouvelle peste (*peste cyprienne*), qui semble avoir envahi tout le monde connu des anciens ; enfin, en 542, éclata l'épidémie connue sous le nom de *peste justinienne*. Il faut ici laisser la parole aux contemporains.

« C'est en 542, dit Procope, historien grec mort en 565, qu'éclata une épidémie qui consuma presque tout le genre humain. Elle parcourut le monde entier, frappant cruellement les peuples les plus divers, n'épargnant ni le sexe, ni l'âge. Elle commença par la ville de Péluse, en Égypte, d'où elle s'étendit suivant un double courant et envahit l'univers, marchant toujours par intervalles réguliers de temps et de lieux. Au printemps de 543, elle s'introduisit à Constantinople... L'épidémie de Constantinople dura quatre mois, et pendant trois mois elle sévit avec violence. Avec les progrès de la maladie, le chiffre des morts s'éleva à 5.000 par jour, puis à 10.000 et même davantage ».

La peste gagna ensuite l'Italie et la Gaule.

« Nous apprîmes, cette année (549), dit Grégoire de Tours, que la ville de Narbonne était dévastée par la maladie des aines... En Auvergne, il y eut une telle mortalité qu'il est impossible de donner le nombre des individus qui périrent en masse. Un certain dimanche, dans la basilique de Saint-Pierre, à Clermont, on compta jusqu'à 300 cadavres. La mort, en effet, était soudaine. il naissait une plaie à l'aine dont l'action est telle sur les hommes qu'ils rendaient l'âme le deuxième ou le troisième jour, et que sa violence leur ôtait complètement la raison. Dans ce temps-là, Lyon, Bourges, Châlons et Dijon furent dépeuplées par la maladie... Également les villes de Viviers et d'Avignon furent cruellement ravagées par la maladie des aines... »

A partir de cette époque, la peste, que l'on avait auparavant confondue quelquefois avec la variole, et que l'on désigna dès lors sous le nom de maladie inguinale, à cause de la fréquence des tuméfactions ganglionnaires des aines, laissa, pendant quelques siècles, le monde occidental dans un repos relatif. Nous disons dans un repos relatif, parce que malgré de très nombreuses apparitions, notamment, en Italie aux viie et viiie siècles, en France en 801, en Italie encore aux xe et xie siècles, en Allemagne au xiie, dans l'Afrique du Nord au xiiie (et c'est au cours de cette dernière que saint Louis fut frappé devant Carthage, au début de la huitième croisade), la peste ne fit pas de ravages comparables à ceux qui signalèrent l'épidémie de 542. Nous disons le monde occidental, parce que, en Orient et spécialement dans certaines régions de la Perse, de l'Inde et de la Chine, cette terrible affection semble à l'état endémique depuis les temps les plus reculés et y sévit, en conséquence, constamment avec une intensité variable. Nous manquons néanmoins, à l'égard de ces contrées, de documents précis. Quoi qu'il en soit, ce furent les relations grandissantes du monde occidental et du monde oriental, à l'époque des croisades et ultérieurement qui, mettant, en communication avec l'Europe les foyers asiatiques, ouvrirent à la peste une route nouvelle, route qu'elle suivit ensuite, à maintes reprises, dans ses funèbres incursions.

Au reste, il importe de noter que le domaine géographique de la peste, depuis l'épidémie d'Athènes jusqu'à celle de Justinien, est allé en s'étendant, comme si, chaque fois, elle trouvait une moindre résistance à sa propagation. Faut-il voir, dans ces faits, une preuve de la persistance de ses germes morbides ou bien ne doit-on accuser que les relations plus intimes, plus étendues et plus fréquentes, des peuples entre eux? C'est une question que nous aurons à examiner plus loin. En tous cas, la peste, qui éclata en 1346, en Crimée, venant de la Tartarie et de la Perse par le Caucase, paraît avoir été de toutes celles que l'histoire mentionne, la plus effroyablement meurtrière, puisque Hecker estime à plus de 25 millions, et pour l'Europe seulement, le nombre des victimes qu'elle fit.

Nous empruntons au Dr Bordier (1), le récit de la peste noire qui dura de 1346 à 1350.

« Un habitant de Plaisance, Gabriel de Mussis, raconte qu'il était en Crimée (1346), lorsque la peste y éclata... Le vaisseau qui ramenait en Europe Gabriel de Mussis et les autres fuyards apporta la peste à Constantinople, où d'ailleurs dix passagers seulement arrivèrent vivants. A Constantinople, le fils de l'empereur Cantacusène succomba; enfin en 1348, elle arrive en Italie; elle fait à Naples, 60.000 morts; à Gênes 40.000; à Venise, 100.000; à Florence, 96.000. La peste tombe, non invitée, au milieu des fêtes élégantes que Jeanne de Naples donnait à Boccace et à Pétrarque. Le tableau que nous a laissé Boccace rappelle celui que Thucy-

1. *Géographie médicale*, p. 256-257.

dide a tracé de la peste d'Athènes. Ici, comme là, on se grise de plaisir; partout les morts sont abandonnés, les maisons vides, les troupeaux errants dans les champs. « On avait, dit encore Boccace, de grandes fosses où l'on enterrait les morts par centaines comme des marchandises dans un vaisseau. Oh! s'écrie-t-il, que de belles maisons restèrent vides, que de fortunes sans héritiers, que de belles dames et d'aimables jeunes gens dinèrent le matin avec leurs amis qui, le soir venant, s'en allèrent souper avec leurs aïeux! »

En France, même spectacle. Froissard constate que « en ce temps, par tout le monde généralement, une maladie que l'on clame épidémie courait, dont bien la tierce partie du monde mourut... » Le continuateur de Guillaume de Nangis nous donne plus de détails. Il nous montre le gonflement à l'aine et aux aisselles, la rapidité foudroyante de la maladie. Comme en Italie, la panique est partout.

Les décès furent innombrables. Avignon perdit, en sept mois, 150.000 habitants parmi lesquels Laure de Noves, chantée par Pétrarque. En un mois, à Marseille, il y eut 60.000 victimes; à Montpellier, les trois quarts de la population et tous les médecins furent frappés; de même à Arles; Narbonne eut 30.000 morts, Strasbourg 16.000, Amiens 17.000 dans la première année de l'épidémie. Paris eut aussi beaucoup à souffrir. La *Chronique de Saint-Denis* dit en effet que : « En l'an de grâce 1348, commença la devant dicte mortalité au royaume de France et dura environ un an et demi, en telle manière qu'à Paris mouroit bien, jour par aultre, 800 personnes... En l'espace du dict an et demi, le nombre des trépassés à Paris monta à plus de 50.000 et à la ville de Saint-Denis, le nombre s'éleva à 16.000 ». Et il ne faut pas oublier qu'à cette époque Paris ne comptait guère plus de 100 à 150.000 habitants.

D'ailleurs la Sicile, l'Espagne, l'Allemagne, la Pologne, la Russie et l'Angleterre furent presque aussi éprouvées que l'Italie et la France. A Londres, on inhuma 100.000 cadavres dans les cimetières.

Les nombreuses épidémies qui suivirent furent moins terribles et, à ce propos, Bordier fait une remarque fort juste. « A partir de cette époque (1348), dit-il, la peste ne quitte plus l'Europe; mais, comme toutes les fois qu'une maladie se fixe sur une population, elle devient moins grave; chaque fois, elle attaque moins de monde et devient moins meurtrière. Ainsi, en 1348, elle avait attaqué les deux tiers des habitants, personne n'avait guéri. En 1361, elle attaque la moitié des habitants, il y a quelques guérisons; en 1371, elle attaque le dixième des habitants, beaucoup guérissent; en 1382, elle attaque le vingtième des habitants, la plupart guérissent ».

Pourtant les épidémies se succèdent, plus ou moins graves et étendues. Durant le xve siècle, on en compte cinq ou six, en France, mais limitées à des provinces et surtout à la Bourgogne. Au xvie siècle, nouveaux ravages, mais on semble, maintenant que la mortalité est moindre, en prendre assez allègrement son parti. En 1530, Bonivard écrit de Genève : « J'ai demeuré en ce pays tandis que la peste y brigandoit en telle sorte, que telle maison a été, qu'elle n'y a laissé aucun habitant; ce nonobstant, vous eussiez vu les filles danser au virolis et chanter des air de carême-prenant, et cependant, voyiez l'une d'elles que le frisson de la fièvre serroit si, qu'il falloit l'emporter à sa maison et de sa maison le matin au cimetière, et n'interrompaient pas les autres de leur danse pour cela. (1) »

A partir du xviie siècle, et sous l'empire de certaines mesures d'isolement et de désinfection, prises grâce à l'influence des idées de Fracastor, la peste recule en Europe, et fait sa dernière apparition en certains pays, Danemark (1654), Suède (1657), Suisse (1668), Pays-Bas (1669), Espagne (1681). A Londres, de 1665 à 1688, elle fait encore de sérieux ravages, de même qu'à Vienne en 1675. En France, elle sévit également, notamment à Rouen, en 1650, où elle fit 17.000 victimes, parmi lesquelles Rotrou. Mais on avait déjà pris, à son égard, des mesures énergiques, car en 1633, l'intendant de Champagne ordonne que, « au moindre symptôme de contagion, les mendiants et vagabonds eussent à venir déclarer leur malaise, sous peine d'être *arquebusés* ». Enfin, et pour la dernière fois, elle éclate à Marseille, en 1720, apportée par un navire venant de Syrie; elle gagne une partie de la côte, le Languedoc, l'Auvergne, et fait plus

____

1. Cité par Bordier : *op. cit.* p. 259.

de 200.000 victimes. En 1770, elle quitte la Russie d'Europe

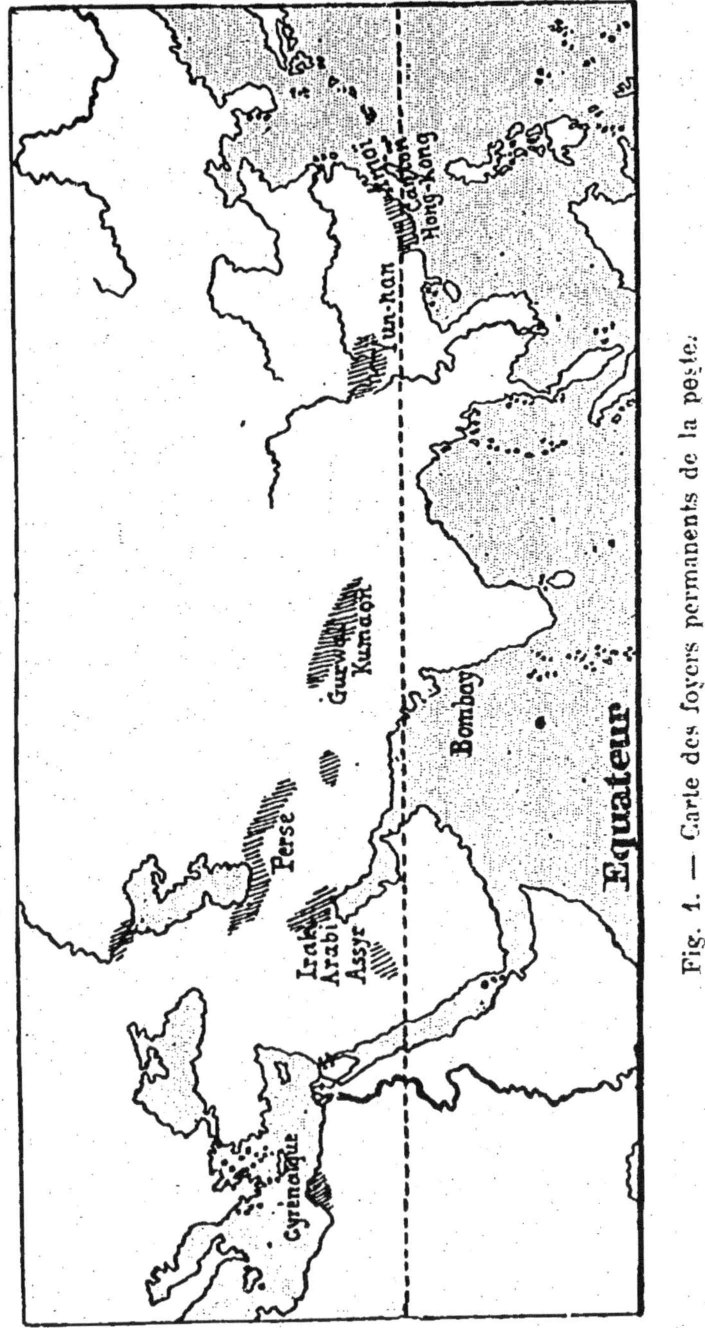

Fig. 1. — Carte des foyers permanents de la peste.

en 1842, la Turquie, après deux épidémies qui ravagèrent
la Morée, la Valachie, l'Albanie, les côtes de l'Adriatique et

Naples. Il en est de même en Asie, où la peste disparaît, après 1842, du Caucase et de la Syrie, et l'Égypte en est délivrée en 1845, après avoir subi 21 épidémies de 1783 à 1844, parmi lesquelles il faut mentionner celle qui décima les troupes de Bonaparte, en 1799, et dont le célèbre tableau de Gros, les *Pestiférés de Jaffa*, rappelle le souvenir.

Depuis 1845-1848, hormis une courte incursion sur les rives du Volga, à Vetlianka, la peste reste confinée en certaines régions définies, qui constituent ses foyers permanents. Ces foyers, dont il nous faut brièvement préciser la situation, sont en quelque sorte les vestiges persistants de l'extension qu'eut jadis la peste, et marquent les étapes de sa marche ou régressive, vers le berceau originel, ou progressive, vers de nouvelles et meurtrières conquêtes.

Ces foyers sont les suivants :

En Afrique, la Cyrénaïque, à l'ouest de l'Egypte, dans la Tripolitaine, où la peste a été observée en 1858-59 et en 1873-74.

En Asie, l'Assyr. entre l'Hedjaz et l'Yémen, où l'on a compté neuf épidémies de 1844 à 1889. En 1895, le foyer s'est rallumé avec une certaine intensité.

L'Irak-Arabi et particulièrement les environs de Bagdad; les épidémies s'y sont succédées à intervalles très rapprochés (1867, 1873, 1875, 1877, 1880, 1885, 1892), mais sous une forme atténuée.

La Perse et spécialement les provinces du Nord. Le Dr Tholozan y a compté quinze épidémies de 1865 à 1875. Mahé en compte presque autant de cette époque jusqu'à aujourd'hui, mais avec des manifestations légères et localisées.

Le Turkestan, où la peste sévit en 1877, puis de 1884 à 1887 sous une forme plus bénigne.

L'Afghanistan, qui présente deux ou trois épidémies, dont l'une, en 1884, à Candahar.

L'Hindoustan, où le fléau est endémique, depuis un temps immémorial, dans les régions subhimalayennes de Gurwal et de Kumaon. Ses manifestations an. elles, depuis 1815, y sont périodiques, car elles se produisent seulement après les pluies ou de mars en mai.

Enfin la Chine, et surtout les plateaux du Yun-nan, d'où

l'épidémie descend parfois jusqu'aux frontières de nos possessions tonkinoises. Elle se montre, dans ces régions, particulièrement meurtrière, sauf pendant les grandes chaleurs de l'été où ses manifestations deviennent moins graves et moins fréquentes. Les traditions locales du Yun-nan et du Kuang-si la représentent comme ayant été importée de Birmanie à une époque indéterminée.

Tels sont les principaux foyers de la maladie qui nous occupe ici. Ajoutons qu'en 1877-78, une épidémie, dont le centre d'intensité fut à Vetlianka, sur le Volga, menaça l'Europe, venant sans doute de Perse.

L'histoire de cette épidémie, par suite de l'émotion considérable qu'elle souleva en Europe, mérite de nous arrêter quelques instants.

En mai, juin, juillet et août 1877, en 1878 et même en 1879, mais beaucoup plus rarement, les médecins signalèrent à Astrakhan, et dans les villages voisins, des cas assez nombreux de *fièvre bubonique*, rarement mortels, mais accompagnés de bubons qui se terminèrent par résolution ou suppuration. Les médecins déclarèrent que cette maladie leur était *inconnue* et la commission médicale de Saint-Pétersbourg décida qu'il s'agissait simplement d'une *fièvre palustre maligne*. Cette épidémie, que l'on ne diagnostiqua que tardivement *peste*, provenait vraisemblablement de Recht, port persan de la Caspienne, où la peste régnait, car un des premiers cas fut signalé sur un matelot faisant le service entre cette ville et Astrakhan.

La peste de Vetlianka, continuation de l'épidémie d'Astrakhan, débuta au milieu d'octobre 1878 et dura jusqu'au mois de janvier 1879; elle se répandit aussi sur la rive droite du Volga et fit 431 victimes sur 515 attaques. A Vetlianka, la mortalité s'éleva presque au quart des habitants. Comme à Astrakhan, la vraie nature de la maladie fut méconnue. Cependant Döppner qui, au début, l'avait qualifiée de fièvre rémittente, déclarait, le 15 décembre 1878, d'accord avec Zwingmann : « A notre avis, aucune maladie ne ressemble plus à celle de Vetlianka que la peste à bubons. »

Le début de la maladie, dit le Dr Zuber, délégué français chargé de fournir un rapport sur cette épidémie, fut en tout semblable à la peste bénigne d'Astrakhan; puis il y eut une phase sidérante, avec morts sans bubons ni éruptions, avec fréquence des déterminations pulmonaires, des crachements de sang, des hémorragies graves, suivies de mort rapide en quelques heures ou en quelques jours; enfin une période de déclin avec une apparition manifeste des signes ordinaires de la peste : bubons, parfois charbons et pétéchées. L'ensemble de la maladie était caractérisé par les signes suivants : au début, céphalalgie frontale avec tournoiement et ébriété, intégrité des fonctions sensorielles, bubons, fièvre intense. Les pneumopathies et les hémorragies y jouèrent un rôle très important et qui, tout d'abord, fit errer le diagnostic (1).

Quoi qu'il en soit, la gravité relative de l'épidémie de Vetlianka terrifia les habitants qui se séquestrèrent dans leurs maisons. Un double cordon militaire fut établi par le général Mélikoff, en janvier et février 1879, autour des points contaminés, et les maisons et cabanes infectées des bords du Volga furent détruites par le feu (2).

Grâce à ces mesures énergiques, la Russie localisa le fléau, et il n'est pas inutile de faire remarquer ici, comme le fait le Dr Bordier (3), auquel nous empruntons les chiffres suivants, que l'économie de vies humaines qui en est résultée est revenue à un prix dérisoire. Voici en effet ce qu'elle a coûté :

Cordons sanitaires.	100.000 francs.
Garde du Volga.	60.000 —
Personnel.	250.000 —
Médicaments et antiseptiques . .	90.000 —
Au total . . .	500.000 francs.

Quelque incomplets qu'ils soient, les documents que nous possédons nous portent à croire qu'en définitive le domaine de la peste est, pour ainsi dire, ininterrompu de l'Assyr à la Chine, et que les foyers qu'on y signale représentent

1. Zaber : *Peste d'Astrakhan* (trav. du Comité d'hygiène, 1880).
2. Mahé : *Mémoire sur les épidémies de peste bubonique*, p. 29-31.
3. Bordier : *op. cit.*, p. 261.

simplement les points où notre observation a pu s'exercer, car les populations de ces diverses régions sont souvent très réfractaires à la pénétration européenne et peu visitées par ses voyageurs, ce qui fait que nous sommes loin de connaitre avec exactitude leurs conditions pathologiques.

Le mouvement offensif que, depuis quelques années, la peste parait dessiner dérive à la fois, semble-t-il, des foyers endémiques de l'Inde et de la Chine. C'est en 1894, en janvier ou février, qu'elle éclata à Canton, où, en quelques semaines, elle fit près de 180.000 victimes sur 1.000.000 d'habitants. De Canton, elle passa à Hong-Kong, (10.000 décès en deux mois), puis, en 1895, à Macao, au sud, à Amoy et à Formose au Nord. Il y a quelques mois seulement, en septembre 1896, que Bombay a été atteint, mais les premiers cas semblent antérieurs à cette date, comme l'indique le décès de peste survenu à l'hôpital de Greenwich, le 15 septembre. A la fin de janvier 1897, l'épidémie avait causé 3.275 décès sur une population de 800.000 habitants. Mais ce chiffre de décès parait trop faible, car, pour des motifs qu'il est facile de deviner, on a porté au compte de certaines affections et notamment des fièvres rémittentes, un nombre élevé de morts qu'il faut sans doute attribuer à la peste. En effet ces fièvres ne causent normalement que cinq à six décès quotidiens. Actuellement elles sont censées en causer 200. ce qui n'est guère admissible. Cette négligence des autorités anglaises a eu des conséquences fâcheuses. En janvier 1897, il y a eu, au lazaret de Camaran, à l'entrée de la mer Rouge, quelques décès chez des pèlerins hindous se rendant à la Mecque. A Calcutta, l'épidémie commence à se caractériser. Elle y fut apportée par des troupes venant de Bombay, et dont plusieurs hommes eurent des bubons avec tous les symptômes de la peste bénigne. Simpson, médecin des épidémies, et Cobs diagnostiquèrent la présence du bacille de Kitasato. Mais les Anglais, voulant éviter à tout prix la quarantaine aux navires venant de Calcutta, nommèrent une nouvelle commission qui, sans recherches bactériologiques sérieuses, nia la peste et attribua, suivant une coutume jadis fort répandue, les accidents buboniques à une de ces maladies sournoises et compliquées, fréquentes dans les pays chauds, de telle sorte que le port de Calcutta, restant ouvert, demeure une cause permanente d'infection.

L'Europe et particulièrement la France ont donc tout à craindre si elles ne se gardent pas. Mais avant d'indiquer les moyens que l'on possède actuellement pour se défendre contre cette redoutable maladie, il nous faut dire quels sont les prodromes et les symptômes de la peste, et quelle en est la nature.

II

CARACTÈRES ET NATURE DE LA PESTE

La peste asiatique contemporaine est bien la même que la peste noire, ou *mort noire*, qui fit dans l'antiquité et au moyen âge de si épouvantables ravages; elle en est la *survivante* et la *descendante*, comme le prouve l'identité de caractères, de symptômes et de formes qu'elle a toujours présentée. La description que les anciens auteurs nous ont laissée est, à cet égard, concluante.

Parlant de la peste d'Athènes, Thucydide retrace l'agitation, l'angoisse, la terreur des victimes; il dépeint leur peau livide et les plaies, les ulcères qui la recouvrent, leur soif inextinguible, la mort parfois foudroyante qui les frappe. Procope est plus explicite encore. A propos de la peste justinienne, il dit :

« La fièvre prenait tout à coup, les uns au moment de leur réveil, les autres à la promenade, plusieurs au milieu de leurs occupations habituelles. Leur corps ne changeait pas de couleur, et leur température n'était pas celle de l'état fébrile. Mais dès le premier jour chez les uns, le lendemain chez les autres, ou quelques jours après chez plusieurs, on voyait naître et s'élever un bubon, non seulement à la région inférieure de l'abdomen qu'on appelle les aines, mais encore dans le creux des aisselles, parfois derrière les oreilles et sur les cuisses... Les hallucinations et le délire apparaissaient ensuite et beaucoup mouraient subitement. Les bubons s'affaissaient chez certains malades qui n'avaient eu ni assoupissement ni délire, et ils succombaient dans des douleurs atroces... Comme on ne comprenait rien à cette étrange maladie, certains médecins pensèrent que sa source secrète résidait dans les bubons et ils prirent le parti de pratiquer l'ouverture des cadavres. La dissection des bubons mit à nu des charbons (tumeurs) sous-jacents, dont la malignité amenait la mort soudainement ou après quelques jours. Il ne manqua pas de malades dont le corps tout entier se couvrit de taches noires. D'autres, en assez grand nombre mouraient tout à coup, en vomissant du sang. »

Guy de Chauliac, médecin à Avignon, nous a laissé une description de la peste du XIV⁰ siècle. « La mortalité, dit-il, fut de deux sortes ; la première dura deux mois avec fièvre continue et crachement de sang, et on en mourait dans trois jours ; la seconde fust, tout le reste du temps, aussi avec fièvre continue et aposthème (abcès non ouvert) et carboncles (ulcères, pustules) ès-parties externes et principalement aux aisselles et aux aines et on en mourait en cinq jours... Il fust de si grande contagion (spécialement celle qui étoit avec crachement de sang) que non seulement en séjournant mais aussi en regardant l'un la prenoit de l'aultre... Car tous les malades mouroient, excepté quelque peu qui en eschappèrent avec les bubons meurs. »

Tout ce que les vieux auteurs nous rapportent ainsi coïncide exactement avec ce que l'observation contemporaine nous apprend. Voici en effet, d'après Mahé, médecin sanitaire de France à Constantinople, les principaux caractères et symptômes de la peste (1).

La maladie se déclare souvent avec une extrême rapidité, mais souvent aussi elle présente une période d'incubation d'une huitaine de jours environ. M. Aoyama l'a trouvée pourtant réduite, à Hong-Kong, à trois ou quatre jours.

Certains faits, d'autre part, tendraient à prouver que la période d'incubation peut être beaucoup plus longue. Tels sont les suivants. Le 15 septembre 1896 mourait à l'hôpital de Greenwich, d'une maladie ganglionnaire, un matelot portugais venant de Bombay et débarqué depuis quinze jours. Le 31 octobre suivant, au même hôpital, un matelot, venant également de l'Inde, mourut avec les mêmes symp-

----

1. Cl. Mahé : Article Peste (*Dict. encycl. des Sc. médicales*).

tômes que le précédent. On en fit l'autopsie, — ce qu'on avait négligé de faire pour le premier, — et on reconnut l'existence de tuméfactions ganglionnaires et tous les caractères de la peste. On en conclut logiquement que les deux malades avaient succombé à la peste. Or, la déclaration officielle de la peste à Bombay date, comme il a été dit, du 26 septembre seulement, postérieure par conséquent de quarante-deux jours au moins — puisque le matelot était débarqué depuis quinze jours et qu'il faut dix-sept à dix-huit jours pour aller de Bombay à Londres, — à l'époque où le malade en contracta le germe. Il faut donc admettre ou que la période d'incubation de la peste peut être fort longue, un mois et plus, ou que la peste sévissait à Bombay longtemps avant que déclaration en eût été faite. Nous n'hésitons pas, pour notre part, à accepter cette dernière manière de voir, attendu que les auteurs qui se sont occupés de la peste, n'ont jamais constaté nulle part et en aucun temps, une période d'incubation aussi longue, et que, d'autre part, dès l'époque du départ de Bombay du matelot portugais, cette ville était en proie aux fièvres rémittentes dont nous avons déjà parlé.

La période de début est caractérisée par une grande lassitude, des douleurs de reins, des courbatures, une extrême faiblesse musculaire qui fait qu'on reste immobile et prostré. A cela s'ajoutent de violents maux de tête, souvent de la diarrhée, des nausées et des vomissements. La soif du reste est inextinguible et tout le visage exprime l'abattement, et l'hébétude. Cette période brusque dure de quelques heures à plusieurs jours.

Une fièvre intense, avec une température de 40°, 41° C et même quelquefois davantage, et un pouls donnant de 120 à 140, et même 180 pulsations à la minute, comme l'a constaté récemment Yersin, annonce la seconde période, qui ne dure guère plus de deux à trois jours. En même temps, les premiers symptômes, diarrhée, vomissements, s'aggravent, le délire, plus ou moins calme ou violent, s'établit : les yeux s'injectent, la respiration s'accélère ; il peut y avoir des convulsions, de la congestion pulmonaire et des hémorragies. La mort survient avec coma, cyanose et refroidissement des extrémités. La mort peut ne pas survenir aussi promptement. Après des douleurs aiguës, le bubon apparaît. Le bubon est un engorgement des ganglions lymphatiques; il peut donc apparaître partout où ces ganglions sont localisés, c'est-à-dire aux aines, aux aisselles, au cou, au mésentère, (ce qui fait que, dans ce dernier cas, le bubon, bien qu'existant n'est pas toujours visible), mais c'est principalement à l'aine qu'il se montre. Comme les ganglions sont affectés au moins 90 fois sur 100, M. Cantlie propose pour la peste le nom de *polyadénite maligne*. Le bubon se termine par résolution ou par suppuration, mais la suppuration est parfois un pronostic peu favorable, de même que l'apparition de l'anthrax du dos, des charbons, petites vésicules qui rappellent la pustule maligne, des ecchymoses et des pétéchies, taches noirâtres formées par l'épanchement du sang sous la peau. Ces derniers accidents caractéristiques de la forme hémorragique sont ceux qui ont fait autrefois désigner cette maladie sous le nom de *peste noire* et de *mort noire*. Ils précèdent de peu des phénomènes nerveux très graves, l'affaiblissement du cœur et la mort.

Avec l'apparition du bubon coïncide souvent une rémission dans la fièvre et des sueurs abondantes. Quand cette rémission n'a pas lieu, les pétéchies se montrent, signes avant-coureurs d'une terminaison fâcheuse, ou bien il survient un état typhique grave avec diarrhée et délire qui peut se prolonger un certain nombre de jours. La durée de la maladie est en moyenne de 4 à 8 jours; rarement plus. Quelquefois, la mort arrive dans les 48 heures, comme cela a été constaté dans l'épidémie de Hong-Kong. Si la guérison survient, la convalescence est longue, d'après les observations anciennes (nous verrons que, d'après Yersin, il n'en est plus de même aujourd'hui avec le nouveau traitement), elle traine avec accompagnement de suppurations interminables, d'abcès profonds et l'intelligence reste affaiblie. Le pestiféré ne reconnaît plus ses parents, ses amis; il a oublié tout ce qu'il a appris et jusqu'à son nom. Mais, il faut bien le dire, la guérison est rare. La peste est des plus meurtrières, en effet, et a gardé toute la virulence des épidémies dévastatrices de 542 et de 1348. Voici quelques chiffres, empruntés à Mahé, qui le prouvent.

Épidémies de Cyrénaïque : — 1858 : 67 morts sur 100 malades ; — 1874 : 40 morts sur 100 malades, et 72 malades sur 100 habitants.

Épidémies de l'Irak-Arabie et de la Perse : 1873-74 : 62 morts sur 100 malades, et 24 malades sur 100 habitants. — 1876, 1 mort sur 8 habitants (Arnaud); à Chuster (Perse), 1 morts sur 4 habitants. — 1881, jusqu'à 75 morts pour 100 malades ; à Nedjeff, 1 mort sur 3 habitants.

Dans l'Hindoustan, en 1876, on compte 94 morts sur 100 malades ; à Hong-Kong, en 1894, 95 morts sur 100 malades d'après Yersin. Il est difficile de rencontrer une mortalité supérieure à ce dernier chiffre.

Toutefois la peste peut ne pas être toujours aussi meurtrière. Nous venons de voir qu'elle présente deux formes essentielles, l'une, la plus grave et rapide, à prédominance nerveuse, hémorragique et hyperthermique, mais sans bubons ; l'autre moins grave, plus fréquente, à bubons ; mais à côté de ces deux formes, il en existe une autre, la peste *atténuée* ou *ambulante*, caractérisée par un engorgement des ganglions qui suppurent ou se résorbent, mais sans fièvre marquée et rarement suivie de décès. Ce qu'il y a de curieux, c'est que cette dernière affection, très répandue dans tout l'Orient, l'Inde et le Japon, semble précéder la polyadénite maligne et constituer, à la fois entre les épidémies graves et les foyers permanents, un lien ininterrompu dans l'espace et dans le temps.

Quelle est maintenant la nature de la peste ?

Nous venons de la laisser entrevoir. C'est un micro-organisme (microbe), un *bacille*, qui a été découvert, presque simultanément, par un médecin japonais, Kitasato, et par un médecin français, Yersin, en 1894. Nous ne dirons rien pour le moment de ce bacille, car nous aurons à en reparler en indiquant le traitement de la peste. Et si nous le mentionnons ici, c'est que la présence de ce bacille explique tous les facteurs qui agissent sur la propagation et le développement du fléau, facteurs dont il est important de dire un mot.

Le facteur dominant est le *contact*. La peste est donc contagieuse, mais les voies et moyens de sa transmission ne nous sont pas encore complètement connus. Elle n'en ressort pas moins de toutes les observations anciennes et récentes et de l'étude contemporaine de ses foyers permanents. C'est de ce fait que dérive la légende des *semeurs de peste*. Aux xve et xvie siècles, ces semeurs, ou prétendus tels, étaient accusés de répandre la matière ou le pus qui s'échappait des bubons sur des objets qu'ils jetaient ensuite dans la rue et que la cupidité faisait ramasser (1). Souvent la contagion est apportée par des navires venant des régions où l'épidémie existe ; comme à Marseille en 1720, comme à Malte en 1812, comme à Naples en 1815, et comme à Camaran, cette année. D'ailleurs Mahé dit très bien : « Que de fois, au cours des épidémies des trente dernières années, la maladie n'a-t-elle pas été communiquée à un village jusque-là indemne par une ou plusieurs personnes qui étaient allées soigner ou simplement voir un parent dans les villages contaminés. » C'est ainsi que, en 1770, la peste fut importée à Moscou, où elle fit 100.000 victimes, par des prisonniers turcs..... On connaît les introducteurs de germes de la peste de Veltianka, comme l'a montré Zuber, etc.

Nous avons dit que la transmission se fait par contact direct ou indirect. Le contact direct c'est le contact des malades mêmes. Tous ceux qui soignent les pestiférés se trouvent donc fort exposés. Aussi cette maladie a-t-elle toujours prélevé un lourd tribut sur les médecins, les infirmiers, les gardes-malades. Comme une première atteinte ne semble point conférer une immunité bien efficace, M. Yersin conseille aux personnes qui sont appelées à donner leurs soins aux pestiférés, des injections préventives de sérum antipesteux.

Le contact indirect, c'est celui des objets souillés par les malades, hardes, objets de literie, ustensiles..., etc. Jadis ces objets étaient vendus, à vil prix, à la *pouillerie*, et ils devenaient ainsi des agents sûrs de la propagation de l'épidémie. Il en est encore aujourd'hui de même en Chine, et c'est là une des causes les plus certaines de l'extension de ce fléau, dans une population extrêmement dense, misérable et malpropre. Du reste, le contact par les hardes a paru évident aux plus anciens observateurs, puisque, à diffé-

1. Bordier, *op. cit.*, p. 263.

rentes reprises, et notamment à Paris, en 1531, défense fut faite de laisser entrer dans la ville toute substance ou marchandise susceptible de loger la peste et spécialement les tissus lâches et mous. Malgré les expériences de Larrey et de Desgenettes, à Jaffa, en 1799, et quoique, en 1835, en Égypte, Bulard ait pu coucher dans le lit d'un pestiféré sans attraper la peste, il n'en est pas moins certain que les vêtements, les draps, etc., peuvent facilement, comme pour le choléra ou la fièvre typhoïde, puisque le germe est de même nature, communiquer la maladie. C'est par les plaies et les déchirures de la peau ou des muqueuses que l'homme la contracte toujours, à quelque cause d'ailleurs que cette pénétration soit due. Dans les pays où les gens marchent nu-pieds, le contage se fait surtout de ce côté et c'est pourquoi les bubons de l'aine y sont si fréquents. Les bubons des aisselles et du cou répondent de même à une pénétration qui s'est faite par les bras ou le visage. La voie intestinale paraît aussi assez fréquente et aboutit aux tuméfactions des ganglions mésentériques, c'est pourquoi la diarrhée, les douleurs de ventre sont loin d'être rares au début. Il faudrait prendre, en conséquence, les mêmes précautions alimentaires en temps de peste qu'en temps de choléra.

L'air, jusqu'à aujourd'hui, n'a pas paru jouer un rôle bien actif dans la propagation du fléau. L'existence fréquente de maisons indemnes au milieu d'un groupe d'habitations pestiférées « serait inexplicable pour ceux qui admettent un transport par l'air de l'agent pestilentiel » dit avec raison Zuber, qui nous montre ailleurs que la maladie ne saute pas d'une maison à l'autre, quand il n'y a pas eu de contact préalable des habitants, et qu'elle ne franchit pas les *cordons* (1). Aussi l'*isolement* est-il un des meilleurs moyens de défense contre la peste, comme le prouvent maints exemples. Nous n'en citerons qu'un, emprunté au professeur Proust : « Dans la grande peste de Moscou, la maison impériale des orphelins, composée de plus de mille personnes, ferma ses portes : elle n'eut pas un seul malade. Les mêmes effets ont été observés en Orient, selon Bulard. Tous les édifices publics qui se sont imposés un rigoureux isolement

1. Thoinot : la peste bubonique (*Médecine moderne*, 16 janvier 1897.)

ont été préservés de la peste. Il signale entre autres l'immunité remarquable qu'a présentée l'école de cavalerie de
Gisch, pendant la peste de 1834, ainsi que celles qu'ont
offerte l'école d'artillerie de Tava, l'École polytechnique de
Buloï, le harem de Chérify-Pacha... etc. A Constantinople,
le palais de France avait un corps de garde occupé par des
janissaires, mais séparé du palais par un double grillage;
la peste moissonna les janissaires ; le palais resta sain et
sauf » (1).

Mais les recherches de Kitasato paraissent devoir resti-
tuer à l'air une partie au moins de l'influence positive qu'on
lui reconnaissait autrefois. Kitasato, en effet, a trouvé le
bacille de la peste non seulement dans les déjections, mais
aussi dans les expectorations des malades. Il s'est demandé
en conséquence si l'infection ne pouvait pas suivre les voies
aériennes et, dans le but de savoir à quoi s'en tenir à cet
égard, il a fait des injections de poussières atmosphériques
à des souris. La plupart moururent du tétanos (dont le
microbe est très fréquent dans les poussières), mais quel-
ques-unes offrirent tous les symptômes de la peste et pré-
sentèrent à l'autopsie des tuméfactions ganglionnaires et
les lésions spécifiques. Le bacille existe donc dans les poussières atmosphériques et par conséquent la transmission
de la peste peut se faire par l'air.

Si cette découverte se confirme, la valeur prophylactique
de l'isolement en sera notablement diminuée.

En revanche, le sol paraît intervenir très efficacement,
si l'on en croit Yersin, dans la propagation de l'épidémie. Yersin (2), en effet, a découvert dans le sol d'une
maison qui avait été infectée un bacille analogue à celui
des bubons, mais qui n'était pas virulent. Il admet que ces
bacilles proviennent bien de la peste, qu'ils demeurent dans
le sol des localités infectées quand la maladie a disparu,
mais qu'ils y perdent leur virulence, qu'ils *s'atténuent.* Ce
seraient donc ces bacilles atténués qui seraient la cause des
cas de polyadénite bénigne (peste ambulante) que l'on signale
fréquemment, dans les foyers, entre les périodes d'épidé-

1. Proust : *Traité d'Hygiène*, p. 897.
2. *Annales de l'Institut Pasteur.* Septembre 1894.

mies graves. Sous quelles influences ces bacilles récupéreraient-ils leur virulence? C'est ce que nous examinerons tout à l'heure. Notons toutefois que Kitasato et Takaki nient que le bacille trouvé par Yersin dans le sol soit le même que celui que l'on rencontre dans les bubons, mais nous verrons comment il est possible d'expliquer cet apparent désaccord.

Beaucoup de faits, d'ailleurs, plaident en faveur de l'opinion de Yersin et cela va nous amener à dire comment le bacille non virulent du sol devient le bacille virulent des bubons. En effet, nulle part la mortalité n'est plus grave que dans les pays où, comme en Chine, les familles vivent entassées sur un sol souillé par des immondices de toute espèce et visité par les rats, car la peste est une maladie des rats qui se communique à l'homme. Il est, en effet, de notion vulgaire que partout l'épidémie de peste est précédée d'une effroyable mortalité des rats. Les indigènes de l'Hindoustan et de la Chine ne se trompent pas à cet indice ils se hâtent de fuir la contagion, ainsi que nous l'apprend Mahé. De son côté Yersin, dans le mémoire déjà cité, dit : « Les médecins des douanes chinoises qui avaient eu l'occasion d'observer les épidémies de Pakoï et de Lien-Chu, dans la province de Canton, et M. Rocher, consul de France à Mong-Tsé, avaient déjà remarqué que le fléau, avant de frapper les hommes, commence à sévir, avec une grande intensité, sur les souris, les rats, les buffles et les porcs. »

Or, sur ces animaux crevés, Yersin a trouvé le bacille de la peste. Tous ces animaux d'ailleurs fouillent la terre et se nourissent d'objets qui y séjournent(racines, détritus, etc.). La peste des rats explique au surplus la mortalité concomitante des serpents qui mangent les rats et des chacals qui mangent les serpents. Cependant le chat, grand ennemi des souris, comme on le sait, ne paraît pas contracter l'infection. Yersin a signalé également la grande mortalité des mouches, chez lesquelles il a constaté l'existence du bacille de la peste.

Il résulte de ce qui précède que les rats et d'autres animaux présentent toujours la maladie avant qu'elle s'attaque à l'homme. On en peut logiquement conclure que l'homme, surtout dans les pays pauvres, à population dense, où la malpropreté est de règle, la contracte du rat. Mais où le rat la prend-il lui-même? Evidemment dans le sol où il vit et où subsiste un bacille de la peste à virulence atténuée. Comme le rat ou la souris sont des animaux très sensibles au virus, il est probable que le bacille atténué y acquiert, par culture, mais sous des conditions que les circonstances n'ont pas encore permis de déterminer, toute sa virulence. C'est à ce moment que l'épidémie atteint les hommes et les décime.

On peut résumer cette curieuse étiologie de la peste de la façon suivante :

« Conservation du bacille dans le sol, sous forme *atténuée* après une épidémie; réveil de la virulence sous une influence qui naturellement nous échappe; contamination des animaux (rats, etc.), qui cherchent leur vie dans le sol, et renforcement du germe par ce passage dans l'organisme animal; transmission enfin des animaux à l'homme et passage d'homme à homme par filiation directe ou indirecte. » (Thoinot).

La conclusion de ceci c'est qu'une bonne mesure prophylactique serait sans doute, comme le demande Roux, la destruction méthodique des rats et peut-être des mouches.

D'autres conditions jouent également un certain rôle dans l'étiologie de la peste, mais elles sont moins importantes. Nous nous contenterons de les énoncer brièvement.

Certaines races présentent-elles des aptitudes ou des immunités pour la peste? La question n'est pas encore définitivement tranchée. On admet généralement que blancs, jaunes et noirs sont égaux devant elle, et les épidémies anciennes semblent venir à l'appui de cette opinion. Pourtant M. Lawson (1), qui a soigné à Hong-Kong, au cours des années 1894, 1895 et 1896, 5.000 cas de peste, déclare que les Chinois et les Japonais (bien que ces derniers soient très propres) contractent beaucoup plus facilement la maladie que les Européens et même les Hindous. La mortalité chez les jaunes est en effet de 80 et 90 0/0, alors que chez les blancs, elle ne dépasse guère 20 0/0. Mais il faut peut-être, dans ce cas, faire intervenir les conditions de vie.

1. Communication à la Société épidémiologique de Londres.

Pour la peste, en effet, de même que pour toutes les maladies virulentes, les organismes affaiblis sont d'excellents milieux de culture, attendu que les cellules qui jouent dans notre économie le rôle de défenseurs (globules blancs ou phagocytes) sont alors incapables de lutter contre le microbe. La misère physiologique et tout ce qui peut la produire (pauvreté, mauvaise alimentation, surmenage, malpropreté et défaut d'hygiène) prépare donc le terrain à la peste, et si elle survient, l'organisme se trouve impuissant contre elle. L'encombrement, en multipliant les surfaces de contact, en augmentant ainsi les chances de transmission, est également propice au développement de la peste. C'est pourquoi il importe au plus haut point, en temps d'épidémie, d'observer rigoureusement les prescriptions de l'hygiène et d'éviter l'encombrement et tout ce qui peut amener la fatigue et l'épuisement.

La température et les conditions météoriques, en général, semblent avoir sur la peste une certaine influence. On ne l'a jamais constatée, en effet, au-dessous de 20° de latitude nord. On a remarqué d'autre part que, dans l'Irak-Arabi, la peste disparaît avec une précision mathématique dès que le thermomètre marque 45° ou 50° C, c'est-à-dire vers la fin de juin ou le commencement de juillet. Elle reprend à l'automne, se maintient en hiver et présente son maximum au printemps (Mahé). Des observations du même genre ont été faites en différents points, ce qui amène à penser qu' « une certaine température est nécessaire pour l'éclosion de la peste, mais qu'une chaleur élevée contrarie et éteint souvent le fléau. » (Thoinot). Cette loi toutefois n'est pas absolue, car c'est durant l'hiver qu'évolua la peste de Vetlianka.

Quant aux conditions telluriques, elles semblent n'avoir aucune action. On croyait autrefois que les marais, les plaines humides, les deltas des fleuves sont des lieux d'élection pour la peste. L'existence de foyers de cette maladie dans les régions montagneuses de l'Himalaya, de l'Assyr et du Yun-nan prouve qu'il n'en est rien. Toutefois, dans les contrées marécageuses, frappées d'impaludisme, il est certain que le fléau, rencontrant des organismes affaiblis et déprimés par la fièvre, trouve un bon terrain d'éclosion. Mais il en est de cette condition, comme de la misère, de la saleté et de l'encombrement. Ces circonstances favorisent la propagation de la peste, mais ne la créent jamais.

En résumé, la peste est une maladie contagieuse, à évolution rapide, qui se *prend* par la voie sanguine, souvent par la voie intestinale et peut-être aussi par la voie aérienne, et dont la transmission se fait par le sol et les animaux qui y vivent, par le contact des malades ou des objets qu'ils ont souillés. Son symptôme le plus général est le bubon, mais le bubon peut manquer surtout dans les formes graves et rapides, qui se caractérisent par des accidents hémorragiques et nerveux et dont la terminaison survient avant l'apparition des tuméfactions ganglionnaires; l'apparition du bubon est précédée d'une période d'affaissement et de maux de tête, accompagnée de fièvre, de vomissements et de diarrhée, quelquefois d'accidents pulmonaires, suivie ou non d'une rémission, avec sueurs. Dans le premier cas, la convalescence peut s'établir avec résolution ou suppuration franche; dans le second, des désordres de la circulation apparaissent, souvent avec état typhique, délire, coma et mort. Sa gravité est extrême, puisqu'il y a, en moyenne, 70 à 80 morts sur 100 malades. Sommes-nous désarmés contre cette terrible affection qui dépeuple les pays où elle passe? C'est là maintenant ce qui nous reste à examiner.

III

TRAITEMENT DE LA PESTE

Tous les anciens traitements de la peste ne visaient, dans l'ignorance où l'on était de la cause, qu'à combattre les effets de la maladie. Ils étaient d'ailleurs illusoires et aboutissaient trop souvent à des insuccès. Ils n'ont donc plus qu'un intérêt historique sur lequel on nous dispensera d'insister. Nous rappellerons seulement que, dans l'antiquité, et jusqu'au siècle dernier, les grands remèdes furent la saignée, les purgatifs et les sudorifiques. Durant la peste de Marseille, en 1720, on y ajouta des cordiaux. Samoïlowiez, à Moscou, en 1770, fit usage de maturatifs contre les bubons, de camphre et de quinine contre la fièvre. Larrey, en 1799, employa l'opium, les amers, l'alcool, le café, l'émétique, mais proscrivit la saignée. A Bagdad, en 1860, le Dr Duthieul usa de toniques et de sulfate de quinine; à Vetlianka, on usa également de quinine à hautes doses, associée aux antiseptiques, acide salicylique, acide phénique, mais Zuber constate, avec mélancolie, la nullité de cette médication. Dans ces tout derniers temps, on indiquait encore l'emploi des émollients pour hâter la maturation des bubons, du jaborandi pour favoriser les sueurs, de la quinine et des bains froids contre la fièvre, des antiseptiques contre la diarrhée, des acides étendus et du perchlorure de fer contre les accidents hémorragiques et de l'alcool dans les formes dépressives. La cause primordiale de la peste étant aujourd'hui connue, c'est à cette cause que l'on s'attaque, c'est elle que l'on combat exclusivement, puisque tous les accidents qu'elle détermine disparaissent nécessairement en même temps qu'elle. Il est donc important, à la veille peut-être d'une épidémie, de fournir quelques détails sur les procédés que l'on emploie et sur les résultats qu'a donnés jusqu'ici le traitement récemment inauguré et dont tout l'honneur revient à un médecin du service colonial français, le Dr Yersin.

Nous avons vu que la cause primordiale de la peste est un micro-organisme, un bacille que Yersin a étudié à Hong-Kong, en 1894, et qu'il a décrit dans un mémoire de la même année des *Annales de l'Institut Pasteur*. Le bacille de la peste est un coccobacille (1) court, à extrémités arrondies; il se colore par les couleurs basiques d'aniline en présentant alors l'apparence d'un bacille à espace clair central, et se décolore par la méthode de Gram. Kitasato a signalé, autour du bacille, la présence d'un *halo* clair dont la signification demeure incertaine.

Cependant Zeltrow a vu également, en employant des procédés spéciaux, ce halo, lequel, d'après cet observateur, serait constitué par une matière organique qui jouerait vis-à-vis du bacille, le rôle que joue, dans une cellule, le pro-

---

1. C'est-à-dire un bacille dont les deux diamètres sont sensiblement égaux.

toplasma vis-à-vis du noyau. Le bacille de la peste est, la plupart du temps, isolé, mais, dans les cultures, il se réunit parfois en chaînettes et prend l'apparence de *streptobacille* (fig. 2). Kitasato admet qu'il est très légèrement mobile; Yersin ne fait aucune allusion à cette mobilité.

On a fait différentes cultures de ce bacille; sur gélose, il donne un aspect irisé; dans les bouillons alcalins, il ne produit pas de *troubles*, mais une sorte de poussière qui tombe au fond du tube, comme cela se voit pour le bacille de l'érésypèle; enfin sur gélatine, etc. En général, il se forme deux sortes de colonies: l'une qui se développe très rapidement et est moins virulente, l'autre qui se développe plus lentement, mais qui a un pouvoir très toxique. Or la première colonie finit par étouffer l'autre, et ce fait peut être invoqué pour expliquer que les ba-

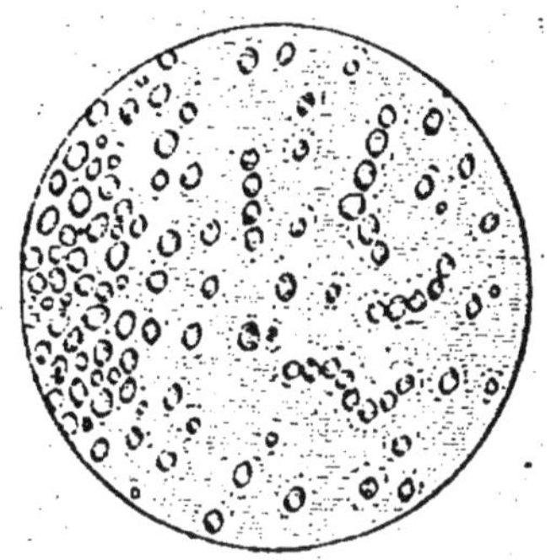

Fig. 2. — Coccobacille de la peste (1)

cilles du sol soient moins virulents que ceux des bubons. En effet, les conditions de développement étant très favorables dans le sol, les colonies non virulentes et rapides étouffent nécessairement les colonies toxiques et lentes; c'est pourquoi le bacille du sol, bien qu'étant vraiment le bacille de la peste, ne détermine pas d'intoxication comme le bacille des bubons.

D'après Kitasato, la température la plus favorable à l'activité du bacille est de + 24 à + 30° C, ce qui explique qu'il puisse vivre et se développer en dehors du milieu thermique de l'homme et des animaux, dans le sol des régions tempérées notamment, mais ce qui explique aussi qu'il disparaisse quand la température de ce sol atteint et dépasse, dans la couche superficielle, 40° C, comme en été

1. Cette figure ne rend qu'assez mal l'aspect du bacille de la peste et de son halo. Le fond de la préparation est beaucoup plus clair et se distingue beaucoup moins du halo qui n'est visible que sous certaines incidences. En général le halo ne se voit pas et par conséquent le cercle clair qui a été représenté ici fait défaut.

(Yrak-Arabi, Chine. etc.). La résistance du bacille paraît d'ailleurs assez faible. Une température de 80° C le tue en une demi-heure. Il en est de même de la dessiccation à l'étuve qui lui est rapidement défavorable. Enfin, il est également détruit par divers antiseptiques, l'acide phénique à 1 p. 100, la chaux délayée dans de l'eau à 1 p. 100, etc., d'où l'emploi de ces substances pour la désinfection.

On rencontre le bacille dans les bubons et dans le sang, dans les ganglions lymphatiques, le foie et la rate des pestiférés. Kitasato l'a trouvé aussi dans les déjections et les expectorations des malades. Ce microbe se rencontre également, comme il a été dit, dans tous les animaux, rats, souris, etc., dont la mortalité en grand nombre est un des signes avant-coureurs de l'épidémie. Une culture pure du bacille du bubon de l'homme, inoculée à ces animaux, leur confère toujours la maladie; ils meurent au bout de trente-six à soixante heures en présentant toutes les lésions spécifiques de la peste. L'ingestion de la même culture contamine également des rats bien portants et détermine chez eux tous les accidents que l'on signale chez l'homme. C'est à la suite de cette étude méthodique du bacille de la peste que Yersin, rentré à Paris, commença à l'Institut Pasteur, ses recherches pour la préparation d'un sérum antipesteux.

Pour comprendre le principe de la recherche d'un tel sérum et le mécanisme de son action, il nous faudrait ici exposer en détail le fonctionnement des bactéries et les conditions multiples qui agissent sur elles. Mais cette étude nous entrainerait trop loin; elle a d'ailleurs été esquissée dans le volume de M. Philippon, docteur ès sciences : *Microbes bienfaisants et microbes malfaisants* (n° 3 de cette collection) et dans celui du D' Lesage sur le *Croup* (n° 25). Nous renvoyons donc à cet égard à ces deux ouvrages. De plus, un volume de cette collection sera spécialement consacré à la *sérothérapie*, à son principe, à ses méthodes et à ses applications, et ce serait faire double emploi avec ce dernier que de reproduire maintenant des explications qui trouveront ailleurs beaucoup mieux et plus naturellement leur place. Disons donc simplement qu'un animal auquel on a injecté des doses progressivement croissantes d'une culture d'un bacille virulent, devient peu à peu réfractaire à l'action de ce bacille et des toxines qu'il sécrète, c'est-à-dire que l'animal n'éprouve plus aucun inconvénient d'une injection de culture qui eût été mortelle pour lui au début. Le sérum du sang de l'animal ainsi immunisé jouit en outre de la propriété, découverte par Behring, non seulement de vacciner contre la même maladie tout autre animal auquel on l'injecte, mais encore de guérir cette maladie quand elle est déjà déclarée, pourvu que l'intervention ne soit pas trop tardive. Le sérum a donc des propriétés à la fois *vaccinales* et *curatives*. Comme le microbe pathogène agit non seulement par lui-même, par les lésions locales qu'il détermine (comme dans la tuberculose), mais aussi par les toxines qu'il sécrète au cours de son fonctionnement, toxines qui produisent un empoisonnement de tout l'organisme et par conséquent des accidents généraux (comme dans la diphtérie), on conclut des propriétés expérimentales du sérum qu'il agit à la fois et sur le microbe pathogène spécifique, dont il arrête l'évolution et sur la toxine qu'il sature ou détruit. Il est donc microbicide et antitoxique. Pour la peste, comme pour la diphtérie, c'est le cheval que l'on immunise, parce qu'on peut le saigner souvent, que son sérum est bien supporté et possède au maximum le pouvoir vaccinateur et curateur. Quant au mode de préparation de ce sérum, il ne diffère en rien de celui des autres sérums.

Quelle est maintenant, au point de vue du traitement de la peste, chez l'homme, la valeur de ce sérum? C'est ce que va nous apprendre le récit des observations récentes de M. Yersin, récit que nous empruntons à la communication de M. Roux, faite à l'Académie de Médecine, dans sa séance du 26 janvier 1897.

Le premier malade traité par le sérum antipesteux fut un jeune Chinois de la mission catholique de Canton, que Mgr Chausse, qui le considérait comme perdu, confia aux soins de M. Yersin. Voici, *in extenso*, l'observation de M. Yersin.

« Tsé, jeune Chinois de dix-huit ans, élève du séminaire et y remplissant les fonctions d'infirmier, était mal à l'aise depuis quelques jours (fatigue, maux de tête), lorsque le

26 juin, à dix heures du matin, il se plaint d'une vive douleur à l'aine droite ; à midi, la fièvre se déclare subitement et le malade doit s'aliter. Mgr Chausse me conduit près de lui à trois heures de l'après-midi. Le jeune Chinois est somnolent, il ne peut se tenir debout sans vertiges, il éprouve une lassitude extrême, la fièvre est forte, la langue chargée. Dans l'aine droite existe un empâtement très douloureux au toucher. Nous avons bien devant nous un cas de peste confirmée et la violence des premiers symptômes peut le faire classer parmi les cas graves.

A cinq heures (6 heures après le début de la maladie), je pratique une injection de 10 centimètres cubes de sérum. A ce moment, le malade a des vomissements et du délire. Signes très alarmants. et qui montrent la marche rapide de l'infection. A six heures et à neuf heures du soir, nouvelles injections de 10 centimètres cubes chacune. De neuf heures à minuit, aucun changement dans l'état du malade, qui reste somnolent, s'agite et se plaint souvent. La fièvre est toujours très forte et il y a un peu de diarrhée. A partir de minuit, le malade devient plus calme et à six heures du matin, au moment où le Père directeur vient prendre des nouvelles du pestiféré, celui-ci se réveille et dit qu'il se sent guéri. La fièvre, en effet, est complètement tombée, la lassitude et les autres symptômes graves ont disparu ; la région de l'aine n'est plus douloureuse au toucher et l'empâtement est presque effacé. La guérison est si rapide que si plusieurs personnes autorisées n'avaient, comme moi, vu le patient la veille, j'en arriverais presque à douter d'avoir traité un véritable cas de peste. »

Après le départ de M. Yersin, deux autres pestiférés de la mission furent ainsi guéris par des injections de sérum, comme le constate une lettre de Mgr Chausse à M. Flagelle, consul de France à Canton.

C'est à Amoy, ville de 300.000 habitants et port important, où la peste sévissait avec une assez grande intensité, que M. Yersin renouvela, avec non moins de bonheur, ses tentatives de sérothérapie. Malheureusement la petite quantité de sérum dont il disposait ne lui permit pas de donner ses soins à un très grand nombre de malades. 23 seulement furent en effet traités et sur ce nombre, il n'y eut que deux décès. Yersin résume de la façon suivante les résultats obtenus (1) :

1. Voici le résumé des 23 cas de peste traités à Amoy, par M. Yersin.

1) Chinois, 21 ans, pris le 7 juillet ; — le même jour, injection de 40 cc. de sérum ; — 8 juillet, fièvre disparue ; — 9 juillet guérison.

2) Chinois, 22 ans, pris le 4 juillet ; — 6 juillet, injection de 30 cc. de sérum ; — 7 juillet, nuit bonne, bubon douloureux, injection de 40 cc. de sérum ; — 8 juillet, plus de fièvre, guérison.

3) Garçon de 10 ans, pris le 5 juillet ; — 8 juillet, injection de 20 cc. de sérum ; — 9 juillet, amélioration, injection de 10 cc. de sérum, état typhoïque ; — 10 juillet, injection de 20 cc. de sérum ; — 11 juillet, fièvre typhoïde se caractérise ; — 12 juillet, bubon disparu, ultérieurement guérison de la fièvre typhoïde.

4) Chinoise, 54 ans, prise le 5 juillet ; — 8 juillet, injection 40 cc. ; — 10 juillet, plus de fièvre ; — 12 juillet, bubon disparu, guérison.

5) Chinoise, 35 ans, prise le 6 juillet ; — 8 juillet, 40 cc. de sérum, le soir mieux notable ; — 10 juillet, bubon disparu, guérison.

6) Chinoise 45 ans, prise le 6 juillet ; — 8 juillet 40 cc. de sérum ; — 9 juillet, mieux, 60 cc. de sérum ; — 10 juillet, bubon va suppurer ; — 12 juillet, 35 cc. de sérum, guérison.

7) Garçon de 10 ans, pris le 7 juillet ; — 8 juillet, 30 cc. de sérum ; — 9 juillet, fièvre continue, 20 cc. de sérum ; — 10 juillet, plus de fièvre, guérison.

8) Chinois, 18 ans, pris le 7 juillet ; — 8 juillet, 30 cc. de sérum ; — 9 juillet, plus de fièvre ; — 10 juillet, guérison.

9) Chinois, 19 ans, pris le 2 juillet ; — 6 juillet, état désespéré, 60 cc., de sérum, mort.

10) Chinois de 18 ans, pris le 3 juillet ; — 8 juillet, état très grave, 40 cc. de sérum ; — 9 juillet, pas d'amélioration, 50 cc. de sérum, mort.

11) Fille de 15 ans, prise le 6 juillet ; — 9 juillet, 20 cc. de sérum ; — 10 juillet, plus de fièvre, guérison.

12) Garçon de 13 ans, pris le 10 juillet, le jour même 20 cc. de sérum ; — 11 juillet, bubon et fièvre disparus, guérison.

13) Chinois de 17 ans, pris le 6 juillet ; — 10 juillet, état grave, 50 cc. de sérum ; — 11 juillet amélioration ; — 12 juillet, 20 cc. de sérum, guérison.

14) Chinois de 23 ans, pris le 9 juillet ; — 10 juillet, 40 cc. de sérum, amélioration ; — 11 juillet, bubon et fièvre disparus, guérison.

15) Fille de 15 ans, prise le 11 juillet ; — 12 juillet, état grave, 50 cc. de sérum ; le soir, 15 cc. de nouveau ; — 13 juillet, amélioration ; — 14 juillet, guérison.

16) Femme de 29 ans, prise le 10 juillet ; — 12 juillet, état grave, 50 cc. de sérum ; — 13 juillet, bubon et fièvre disparus, guérison.

« Six pestiférés étaient au premier jour de la maladie ; la guérison a été obtenue chez tous en 12 à 24 heures, sans suppuration du bubon, par l'injection de 20 à 30 centimètres cubes de sérum.

« Six étaient au deuxième jour. La guérison a été plus lente et, pour l'obtenir, on a dû injecter de 30 à 50 centimètres cubes de sérum ; elle était complète en trois à quatre jours, sans suppuration du bubon.

« Quatre étaient au troisième jour ; la fièvre a persisté un à deux jours après le début des injections ; la guérison a été plus lente et les bubons ont suppuré dans deux cas (sérum injecté de 40 à 60 centimètres cubes).

« Trois étaient au quatrième jour ; ils ont guéri en cinq à six jours ; un seul bubon a suppuré (sérum injecté de 20 à 50 centimètres cubes).

« Quatre étaient au cinquième jour ; deux sont morts, dont l'état était désespéré au moment du traitement ; les deux autres ont guéri (sérum injecté de 60 à 90 centimètres cubes).

« Ces 23 malades comprenaient :

« 6 jeunes garçons ;

« 3 jeunes filles ;

« 8 hommes ;

« 4 femmes ;

« 2 vieillards (1 homme, 1 femme).

17) Femme de 38 ans, prise le 11 juillet ; — 12 juillet, 30 cc. de sérum ; — 13 juillet, plus de fièvre, guérison.

18) Chinois de 72 ans, pris le 12 juillet ; — le même jour, 50 cc. de sérum ; — 13 juillet, plus de fièvre, guérison.

19) Chinois de 17 ans, pris le 11 juillet ; — 12 juillet, état grave. 50 cc. de sérum ; — 13 juillet, amélioration, mais fièvre continue, 40 cc. de sérum ; ultérieurement guérison.

20) Chinois de 26 ans, pris le 11 juillet ; — 12 juillet, 35 cc. de sérum ; — 13 juillet, plus de fièvre, guérison.

21) Chinois de 28 ans, pris le 12 juillet : — 13 juillet, 30 cc. de sérum ; — 14 juillet, amélioration, ultérieurement guérison.

22) Chinois de 20 ans, pris le 10 juillet : — 13 juillet, 30 cc. de sérum ; — 14 juillet, amélioration, ultérieurement suppuration du bubon et guérison.

23) Garçon de 12 ans, pris le 12 juillet ; — 13 juillet, 20 cc. de sérum ; — 14 juillet, amélioration, guérison. (Académie de Médecine, séance du 26 janvier 1897, communication de M. Roux.)

« Jusqu'à 26 pestiférés ont été traités par le sérum (3 à Canton, 23 à Amoy); ils ont fourni deux morts, soit une mortalité de 7. 6 p. 100. »

Après avoir rapporté les observations qui précèdent, M. Roux ajoute, dans sa communication déjà citée, à l'Académie de médecine :

« Vingt-six cas, c'est peu, assurément, pour établir qu'un remède est spécifique et efficace. M. Yersin en convient facilement, et il est le premier à déclarer qu'il faut de nouvelles expériences. Mais si l'on considère que la peste est la plus meurtrière des maladies humaines, on conviendra que ces vingt-six observations prennent une valeur singulière. Tous ceux qui ont observé la peste estiment que la mortalité qu'elle cause n'est pas inférieure à 80 p. 100, et comme, de plus, les patients traités par le sérum offraient, pour la plupart, des symptômes alarmants, il n'est guère à craindre que les résultats obtenus soient démentis dans la suite.

« En général, la peste n'est pas une maladie qui dure; la mort survient souvent en trois à quatre jours; il faut donc se hâter d'intervenir. Elle est d'autant plus facile à guérir que le sérum est injecté plus tôt. On est vraiment étonné de voir se dissiper les symptômes les plus alarmants, lorsque le sérum est donné dans les deux premiers jours de la maladie. Les bubons se résolvent pour ainsi dire à vue d'œil. Si l'intervention est plus tardive, il faut davantage de sérum et on ne parvient pas toujours à éviter la suppuration des bubons, mais celle-ci, au lieu de se prolonger, comme dans le cas où la peste guérit spontanément, se tarit en quelques jours. Une preuve de l'efficacité du sérum, c'est le rétablissement complet et rapide des personnes traitées, tandis que d'ordinaire la convalescence est longue et pénible, même pour les patients atteints de peste bénigne. Le sérum est impuissant lorsque la maladie est trop avancée. Dès que le pouls et la respiration deviennent irréguliers, que le cœur s'affaiblit, l'empoisonnement est trop avancé et le sérum ne peut rien. »

Tels sont les faits désormais acquis. On en peut très légitimement conclure, avec M. Roux, que nous sommes bien réellement en possession d'un sérum antipesteux, à la fois préventif et curateur Nous pouvons donc envisager, avec bien moins de terreur qu'autrefois, la venue d'une épidémie.

Pourtant il faut le dire. Ce traitement a un inconvénient auquel il est du reste relativement facile de parer, mais qui n'en subsiste pas moins actuellement. Il faut en effet, au minimum et en moyenne, ainsi qu'il résulte des observations de Yersin, 50 centimètres cubes de sérum par malade. Dès lors une question se pose, qui doit grandement nous préoccuper. En cas d'épidémie grave, aurait-on assez de sérum pour inoculer préventivement et curativement tous ceux qui devraient l'être? Le sérum en effet est très long à préparer; l'immunisation du cheval est fort lente et, cette immunisation obtenue, il est difficile de prendre à l'animal plus d'un litre à un litre et demi de sang par mois. Or, on peut admettre, sans exagération aucune, que chaque pestiféré réclamera environ 50 centimètres cubes de sérum. Un cheval immunisé ne pourra donc guère assurer le traitement que d'une vingtaine de malades par mois. Ce qui est manifestement insuffisant. On a vu du reste que M. Yersin dut suspendre, à Amoy, ses soins car, malgré les envois de l'Institut Pasteur de Paris (80 flacons de 10 centimètres cubes), et la petite quantité de sérum provenant de son laboratoire de Nha-Trang (Annam), il avait épuisé toute sa provision de sérum. Bien que l on puisse fabriquer le sérum à l'avance, bien que ni le temps, ni la chaleur ni les longs voyages ne semblent l'altérer, lui faire perdre ses qualités à la fois préventives et curatrices, il est évident qu'on se trouve dans l'impossibilité d'en préparer une quantité suffisante pour parer aux événements.

Une nécessité s'impose donc tout d'abord : gagner du temps pour permettre de fabriquer le sérum. Or pour gagner du temps, comme pour prévenir l'invasion, pour la localiser et l'éteindre dans son foyer si elle apparaît, la prophylaxie dispose de tout un arsenal de moyens qui ont déjà fait leur preuve et sur lesquels on peut sûrement compter, à la condition qu'il n'y ait ni défaillance, ni *fissure*, c'est-à-dire que personne, quelle que soit sa dignité ou sa fortune, ne puisse échapper à la rigueur des prescriptions.

Les anciens avaient déjà pressenti l'efficacité de ces mesures prophylactiques, mais, ignorants de la nature véritable de la peste, ils ne pouvaient en faire que des applications de hasard. C'est ainsi que l'isolement fut pratiqué, *manu militari*, à Paris, dès 1531, par l'intermédiaire des *prévôts de santé*. Les pestiférés étaient transférés de leur demeure dans les lazarets ou hôpitaux, et les régions ou les villes contaminées étaient enserrées dans des cordons militaires infranchissables, sous le pouvoir discrétionnaire des *bureaux* ou *conseils de santé*. Les vieux médecins, Chicoyneau, Hecquet, Clot-Bey, Aubert-Roche et beaucoup d'autres ont protesté contre ces mesures rigoureuses d'isolement et contre le système des quarantaines, tel que le règlement du 25 août 1683 l'avait établi. Mais il nous semble que ces protestations ont pour point de départ une philanthropie mal comprise. En effet, malgré certaines exagérations blâmables et inévitables, comme les abus de pouvoir, les incarcérations injustes, il est certain que c'est à cette prophylaxie grossière et barbare, que compliquaient encore la désinfection par les parfums et le soufre, les lavages à l'eau de chaux et les fumigations chlorurées, que l'on doit le retrait croissant du domaine de la peste jusqu'en ces dernières années, puisque partout et toujours les moyens pharmaceutiques se sont trouvés complètement impuissants. Au reste nous allons voir que nos moyens prophylactiques, employés, il est vrai, avec discernement et en pleine connaissance de cause, ne diffèrent pas sensiblement de ceux que Diemerbroeck (1) préconisait dans la peste de Nimègue, et qu'il résume ainsi :

« Assurer la purification (désinfection) des hardes, vêtements, pour empêcher la dissémination de la maladie, repousser les marchandises suspectes ou contaminées, veiller à la pureté des vivres et spécialement à celle des eaux potables, interdire les rassemblements de personnes et éviter l'encombrement et la fatigue. »

La peste peut nous atteindre par deux voies : la voie de mer, la plus rapide et d'après ce que nous savons aujourd'hui, la plus menaçante. Venue de Bombay, par suite de la criminelle incurie de l'Angleterre, la peste peut gagner Suez et l'Égypte,

---

1. Diemerbroeck : *De pestis Noviomagensis principio vigore et fine.* 1635.

et sa diffusion rapide dans tous les ports méditerranéens est dès lors imminente. En une telle occurence, le mieux eût été évidemment de prévenir l'embarquement de la peste à Bombay; mais pour cela il fallait le concours des autorités anglaises, concours qui a nécessairement fait défaut car l'Angleterre est, de toutes les nations civilisées, la seule qui ait refusé d'adhérer à la convention sanitaire internationale de 1896. Elle menace ainsi l'Europe d'un perpétuel danger, contre lequel les autres pays ont le droit de se prémunir. Un navire suspect peut donc arriver en vue d'un de nos ports. S'il y a des malades, on les débarque au lazaret. Les autres passagers sont mis en quarantaine, soit qu'ils débarquent eux aussi au lazaret dans un bâtiment spécial, soit qu'ils demeurent à bord. Mais pour ces derniers, la quarantaine d'observation ne commence que quand le déchargement sanitaire, la désinfection des effets à usage, de la cargaison et du navire lui-même est achevée. Si le navire n'a pas de malade, mais vient seulement de régions contaminées, on lui applique le règlement de 1896. Aux termes de ce règlement, les passagers du navire dont il s'agit sont soumis à la visite individuelle, à la désinfection et à la surveillance pendant un nombre de jour qui varie avec la nature de la maladie (cinq jours pour le choléra, huit pour la peste). Cette surveillance consiste en ce que, pendant les huit jours, correspondant à la période d'incubation de la peste, qui suivent le moment où ils ont débarqué sur le territoire français, les passagers doivent déclarer le lieu où ils se rendent et, à chaque déplacement, l'endroit nouveau où ils vont; de telle sorte que, si la maladie se déclare chez un de ces étrangers admis sur notre territoire, on puisse connaître l'origine du fléau et, en prenant les mesures convenables et immédiates d'isolement et de désinfection, en empêcher la propagation.

La seconde voie d'invasion de la peste est la voie de terre, la plus lente, mais la plus dangereuse, à cause de la pénétration relativement facile d'individus isolés, venant de lieux suspects ou même déjà malades. D'ailleurs, les dernières nouvelles nous montrent l'épidémie envahissante, non seulement dans le Sind et toute la vallée de l'Indus, mais encore à Port-Djevadé, dans le Birloutchistan. Si la marche s'accentue vers la Perse et la Mésopotamie, c'est à la Russie, dans ce cas, qu'incomberait la charge de défendre l'Europe contre le fléau. Cette défense se fait par les *cordons sanitaires* et les *postes d'observation*. Les cordons sanitaires, analogues à ceux qui ont été constitués lors des dernières épidémies de choléra, sont destinés à empêcher toute communication entre les localités infectées et les pays limitrophes. Les postes d'observations avec station quarantenaires et lazarets, placés au débouché, sur la frontière, les routes, voies ferrées, etc., inspectent, gardent et soignent les personnes malades. En outre les étrangers, venant des régions suspectes, admis sur notre territoire, sont soumis à la visite, à la désinfection et à la surveillance, comme les passagers et dans le même but.

A ces mesures générales s'en joignent naturellement d'autres et notamment la désinfection, à l'étuve sous pression et par des matières antiseptiques, de tous les objets ayant appartenu ou appartenant aux malades, aux personnes en observation ou venant de contrées suspectes. En outre, comme on vient de le faire pour les provenances de l'Inde, on interdit l'importation des chiffons, hardes, tapis et tous objets provenant des pays contaminés, susceptibles d'apporter le germe de l'infection, etc. Puis ce sont des hôpitaux d'isolement pour les pestiférés, la dissémination des quartiers populeux sous tente ou dans des baraquements, la surveillance rigoureuse de la voirie, des eaux, des vivres et des inhumations.

Comme il est facile de s'en rendre compte, ces mesures prophylactiques constituent un instrument de protection sinon parfait, au moins d'une utilité et d'une efficacité certaines. Elles donnent toute chance pour empêcher l'introduction du fléau, et, s'il parvient à s'introduire, pour l'enrayer et le localiser. C'est alors, dans les limites forcément étroites des foyers ainsi rigoureusement circonscrits, que le sérum antipesteux peut produire tout son effet préventif et curateur, car pour une telle et si restreinte application, il est peu probable qu'on en manque. Nous pouvons donc sans crainte envisager l'avenir et bannir de nos esprits cette superstitieuse terreur qui, lors des épidémies dont nous avons, au début de ce petit livre, rappelé l'histoire, préparait des victimes à la peste. Une hygiène soigneuse, qui évite les causes de fatigues, de surmenage et d'épuisement, des soins de propreté assidus, une bonne alimentation, le calme de l'esprit, tels sont en effet les meilleurs moyens pour chacun de nous d'éviter le fléau, car, en gardant ainsi son fonctionnement régulier, l'économie garde en même temps intacts tous les procédés de défense dont elle dispose contre le mal.

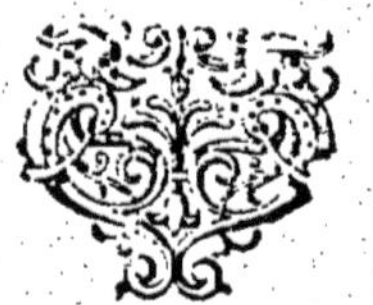

Le Gérant : Henri Gautier.

IMP NOIZETTE ET Cⁱᵉ, 8, RUE CAMPAGNE-PREMIÈRE, PARIS

www.ingramcontent.com/pod-product-compliance
Ingram Content Group UK Ltd.
Pitfield, Milton Keynes, MK11 3LW, UK
UKHW022349120726
13694UKWH00004B/1766